THÉORIE

DE LA

FIÈVRE TYPHOÏDE DOTHINENTÉRIQUE

ET DU TYPHUS

PAR LE DOCTEUR

A. NETTER,

Médecin-major à l'hôpital militaire de Strasbourg, chevalier de la Légion d'honneur,
décoré de l'ordre du Medjidié, membre de plusieurs sociétés de médecine.

(Mémoire présenté à l'Académie des sciences, dans la séance du 1er septembre 1856.)

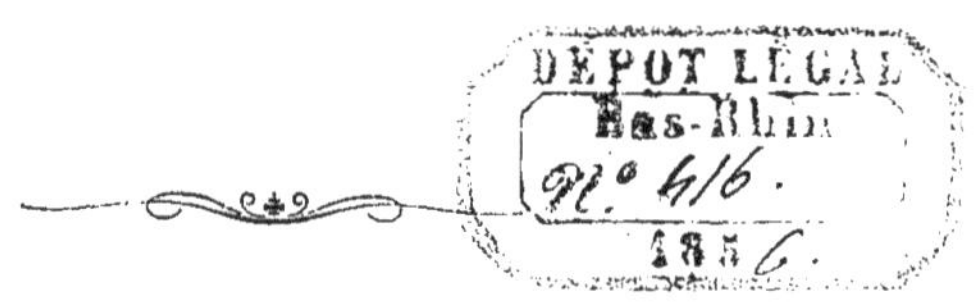

VEUVE BERGER-LEVRAULT ET FILS, LIBRAIRES,

PARIS, RUE DES SAINTS-PÈRES, 8. | STRASBOURG, RUE DES JUIFS, 33.

1856.

Strasbourg, imprimerie de Veuve Berger-Levrault.

THÉORIE

DE LA

FIÈVRE TYPHOÏDE DOTHINENTÉRIQUE

ET DU TYPHUS.

INTRODUCTION.

Pendant longtemps, et même récemment encore, l'histoire du typhus ne paraît avoir intéressé les esprits qu'au point de vue de son identité ou de sa non-identité avec la fièvre typhoïde; on dirait que pour beaucoup de personnes tout se réduit à savoir si les deux maladies rentrent dans une seule et même individualité morbide, ou bien si elles constituent deux espèces distinctes.

Que les partisans de l'identité se soient bornés à envisager ce seul côté de la question, cela se conçoit; le typhus n'est à leurs yeux qu'une fièvre typhoïde, — et ce deuxième élément est défini et classé en médecine. Mais il me semble qu'on est en droit d'attendre davantage de ceux qui soutiennent l'autre opinion; d'après eux, le typhus est une espèce distincte; la science doit dès lors en enregistrer les causes, les symptômes, la marche, les variétés, la durée, le traitement, tout ce qui, en un mot, en constitue l'histoire.

C'est là qu'en est désormais la question; car la non-identité est aujourd'hui un fait acquis, hors de doute, mis en évidence dans les dernières endémies. Les médecins militaires, dans la cruelle expérience récemment subie en Orient, n'ont pas tardé à se rallier à la manière de voir à cet égard de l'honorable professeur M. Forget.

Les tableaux comparatifs récemment publiés démontrent non-seulement que les deux affections sont chacune d'une nature spéciale, mais encore que la différence entre elles porte en quelque sorte sur tous les points, et l'on est conduit à se demander comment la fausse opinion de l'identité a pu subsister si longtemps dans la science; je n'étonnerais personne, et j'espère le prouver dans le courant de ce travail, en disant par anticipation que cette étrange confusion a, comme d'usage, pris sa source dans des théories erronées.

Ajoutons que, par suite de ce changement de doctrine, des faits paraissant jusque-là suffisamment concorder entre eux, sont devenus tout à coup discordants; je veux parler de certains faits étiologiques. En effet, s'il est reconnu d'une part que la cause du typhus réside dans l'encombrement, de l'autre, il est hors de doute que cette même circonstance produit aussi quelquefois la fièvre typhoïde; comment comprendre dès lors que deux affections spécifiques proviennent d'une même origine, tout en étant essentiellement distinctes?

A mon avis, cette différence d'effet de l'encombrement a lieu réellement; mais comme on le verra plus loin, je l'explique par l'état différent dans lequel se trouvent les personnes au moment de leur agglomération, c'est-à-dire, par certaines conditions organiques, soit physiologiques, soit pathologiques, existant antérieurement chez elles.

La théorie exposée ci-après a été conçue au lit du malade sous l'influence d'impressions fréquemment répétées au milieu d'endémies, et qui, bien que diverses, se trouvèrent concorder entre elles. Je la dois à mes fonctions de médecin des hôpitaux militaires, lesquelles m'ont valu de séjourner dans différents points de la France, dans les trois provinces de l'Algérie et en Orient, — de voir un grand nombre de cas de fièvre typhoïde dothinentérique et de typhus, et d'observer ainsi la première de ces affections dans des conditions variées de climat et de population. L'homme qui voyage est amené à acquérir des idées nouvelles; si celles que je vais exposer ont ce caractère et se trouvent, sous un certain rapport, en opposition avec les opinions généralement adoptées, j'espère les justifier aux yeux de mes lecteurs.

Ce mémoire est divisé en deux parties : la première est un résumé de ma théorie en propositions; la seconde se compose de preuves à l'appui.

PREMIÈRE PARTIE.

Théorie de la fièvre typhoïde et du typhus.

1° Un principe morbide, que l'on appelle *miasme,* surgit dans une certaine circonstance au sein des exhalaisons humaines qui se trouvent dans l'atmosphère.

2° Ce miasme, loin d'être constamment identique, est d'une essence tout à fait différente, suivant la nature des émanations qui ont donné lieu à sa formation.

Dans les conditions modernes des populations européennes, probablement dans celles qui ont rapport à l'alimentation, les émanations sont telles que le miasme, qui en provient, a pour propriété d'exercer une action *élective* sur les follicules de Brunner et de Peyer et de produire *la fièvre typhoïde dothinentérique.*

Quand par exception les émanations proviennent d'individus affectés de *scorbut*, elles sont *d'une nature spéciale*, ont une odeur *spéciale*,[1] et le miasme, à la formation duquel elles donnent naissance, est également spécial; ce dernier produit l'empoisonnement dit *typhus*, affection tout autre que la fièvre typhoïde.[2]

3° La circonstance sous l'influence de laquelle l'un et l'autre miasme surgissent dans les émanations, c'est la *condensation* de celles-ci portée à un degré suffisant.

L'hiver peut amener cette condensation, soit directement par l'action contractante du froid, soit indirectement en donnant lieu à l'encombrement, les individus se groupant dans leurs abris pour résister aux rigueurs de la saison.

4° Pour que le miasme du typhus ne perde pas ses propriétés nuisibles, il est nécessaire que cet agent ne cesse pas d'être maintenu dans un certain degré de condensation; autrement il devient inoffensif. J'ignore s'il en est de même pour le miasme de la fièvre typhoïde.

5° Le miasme du typhus (et c'est le seul dont il sera question dans les propositions suivantes) peut être transporté par l'intermédiaire de plusieurs espèces de corps, et causer ainsi des empoisonnements au loin; sous ce rapport, l'atmosphère ne peut pas contribuer à la propagation de la maladie, à moins que l'agent septique n'y demeure condensé par suite d'obstacles à sa raréfaction.[3]

6° Une fois formé au sein des exhalaisons scorbutiques, le

1. La fétidité des émanations scorbutiques a frappé tous les observateurs.

2. N'y aurait-il pas un rapport entre le *typhus fever*, endémique en Angleterre et le paupérisme qui est un fléau dans ce pays? L'alimentation misérable des classes inférieures aux époques des grandes disettes doit amener chez elles un état maladif plus ou moins analogue au scorbut.

3. Par la manière dont il se comporte dans l'atmosphère, le miasme typhique diffère totalement du miasme paludéen, lequel, comme on le sait, a l'air pour véhicule unique. Aussi, pour échapper aux émanations du foyer marématique, recommande-t-on de rester éloigné de ce dernier et d'éviter le vent qui a passé dessus, tandis que pour le foyer typhique, la règle prophylactique serait de ne pas y entrer, ni d'avoir de rapprochement avec les objets qui en proviennent.

miasme continue en quelque sorte à se multiplier, par une opération semblable à la *fermentation*, aussi longtemps qu'il se rencontre en contact avec des produits de sécrétion scorbutique. Le scorbut a été pendant près de deux ans la maladie dominante dans notre armée d'Orient; il est résulté de là que le miasme du typhus, importé de Crimée dans nos hôpitaux de Constantinople, y a trouvé ample matière à fermentation.

7° Quand le typhus est endémique dans un hôpital, chaque salle où il se propage doit être considérée comme un *foyer* infectieux. Les personnes qui le contractent sont celles qui entrent dans le foyer même, ou bien qui sont en rapport de suffisante proximité avec les objets qui en proviennent. (Ces objets plus ou moins imprégnés de miasmes et de produits scorbutiques, sont probablement eux-mêmes de petits foyers.)[1]

8° Le typhus n'est point contagieux, en ce sens qu'un typhique ne secrète ni exhale de principe morbide propre à être absorbé par un individu sain et capable de le rendre également typhique. Aussi n'est-ce pas le typhus qui a été importé de Crimée dans Constantinople et sur le littoral méridional de la France, mais bien le miasme, émané des scorbutiques.

Ce que l'on appelle *contagion*, *transmissibilité* du typhus s'explique par le transport et la fermentation du miasme.

9° DÉFINITION. — Le typhus est un empoisonnement miasmatique; l'action élective de l'agent septique a lieu sur le système circulatoire et l'organe cérébral, et non sur tel ou tel organe de sécrétion.

Les symptômes de cette maladie consistent d'une part dans la dépressibilité du pouls ainsi que dans des troubles cérébraux, et de l'autre dans un grand nombre de divers phénomènes morbides dépendant des modes variables de l'élimination.

10° DÉBUT. — L'absorption du poison a lieu dans les voies

1. Un même foyer peut être alternativement nuisible et inoffensif, suivant que les circonstances extérieures empêchent ou favorisent la raréfaction du miasme.

pulmonaires; son action s'exerce sans prodromes; les premiers symptômes observés sont une sensation d'ivresse, des troubles de la circulation, de la céphalalgie, tous symptômes et non prodromes du typhus.

Quelquefois certaines personnes comme les médecins, les sœurs de charité, les infirmiers, les éprouvent sans s'aliter aussitôt, continuent leurs occupations ainsi que leur régime habituel, et présentent alors par suite de cette lutte entre le moral et le physique des frissons, des vomissements, etc., troubles accidentels que l'on a pris à tort pour des prodromes.[1]

11° SYMPTOMATOLOGIE. — Le typhus présente deux catégories de symptômes; les uns sont les effets directs de l'action élective du miasme sur le système circulatoire et l'organe cérébral; les autres dérivent de l'élimination de l'agent septique par des voies multiples.

Les premiers consistent dans la dépressibilité du pouls et dans des troubles encéphaliques, tels que sensation d'ivresse, céphalalgie, stupeur, délire, coma, etc....; les seconds, en sueurs, éruptions cutanées, diarrhée, supersécrétion d'urine, hémorrhagies, flux broncho-pulmonaires, etc..., ceux-ci sont accessoires, abondants, changeant suivant les cas et même les périodes; ceux-là, au contraire, effets directs du miasme sur un nombre restreint d'organes, sont en bien moindre quantité, et, quoique variables d'intensité au point d'être quelquefois peu appréciables, offrent de la constance et forment comme le fonds du tableau nosologique. Les uns et les autres sont plus ou moins prononcés, selon la quantité de miasme absorbé; de là des cas légers, moyens, graves.

1. *L'incubation* du typhus n'a jamais été qu'une hypothèse, nécessaire dans la doctrine de la contagion pour expliquer l'apparition de cas nouveaux chez des individus, sortis déjà depuis quelque temps du foyer de l'endémie; dans la théorie de la fermentation, le miasme ne *couve* pas dans l'économie animale, mais bien dans les objets infectés que l'on a emportés.

Les deux catégories dépendent aussi des différences de conditions individuelles, de constitution, de tempérament, de dispositions habituelles; c'est ainsi que la pléthore a pour double effet de prononcer davantage les troubles céphaliques et de favoriser l'élimination par les hémorrhagies.

Enfin, ce sont surtout les variations de saisons qui déterminent le cours du principe morbide au dehors par telle ou telle voie de sécrétion.

Que l'on se rappelle l'influence exercée par l'été, l'hiver ou le printemps, sur les fonctions cutanées, néphrétiques, intestinales, et l'on se figurera aisément l'empreinte déposée par les circonstances météorologiques sur l'ensemble des symptômes d'élimination, et par conséquent, sur l'aspect de la maladie; elle est telle que la physionomie de l'endémie peut varier très-notablement d'un mois à l'autre.

12° Marche. — Les exacerbations et les rémissions qui se succèdent dans le cours du typhus sont, en d'autres termes, les efforts (crises) et les repos alternatifs auxquels se livre la nature dans un but d'élimination.

Chaque cas de maladie offre toute une série de crises, qui se suivent, mais qui diffèrent totalement entre elles, l'élimination du miasme se faisant d'abord par une voie, puis par une autre et ainsi de suite jusqu'à expulsion complète. Quelquefois elles se succèdent dans un certain ordre qui rappelle le typhus régulier de Hildenbrand; le plus souvent une irrégularité plus ou moins grande préside à cette série d'efforts.

Quand les progrès de la science auront un jour éclairci les mystères qui entourent encore, dans l'état physiologique, l'élimination des matières excrémentielles, l'analyse de l'élimination typhique pourra aussi être poussée plus loin.[1]

1. Quand la nature tend à pousser au dehors de l'économie animale un corps nuisible, elle n'agit pas toujours avec intelligence; aussi ses efforts sont-ils loin d'être constamment salutaires : nous en avons la preuve tous les jours, quand nous

13° Variétés. — Les nombreuses irrégularités de typhus décrites par Hildenbrand, les formes cérébrales, pectorales, rémittentes, gastriques, hémorrhagiques d'autres auteurs, la division de la maladie en cas légers, moyens et graves, les différences de durée qui peuvent être de quatre à seize et vingt et un jours, rarement davantage, toutes ces variations dépendent à la fois et du degré de l'empoisonnement et du mode d'élimination; elles s'expliquent par ce qui a été dit à propos de la symptomatologie.

14° Terminaisons. — Un grand nombre de typhiques guérissent. La mort, quand elle termine la maladie, arrive ordinairement dans le cours d'une des crises. Quelquefois néanmoins tous les phénomènes typhiques ont à peu près disparu, mais la nature épuisée par toutes les secousses qu'elle a subies, succombe après avoir lutté quelque temps contre une adynamie insurmontable. Je n'ai pas vu de cas foudroyants de typhus.

15° Anatomie pathologique. — Les autopsies à la suite du typhus révèlent seulement des injections et des suffusions sanguines parmi lesquelles le piqueté cérébral est constant.

Il n'y a point de désorganisation apparente de tissu.

16° Diagnostic. — On ne peut fonder en réalité le diagnostic du typhus que sur son mode de propagation et sur son endémicité; la symptomatologie, qui sert habituellement de base sous ce rapport, ne peut être ici que d'une faible ressource. En effet, la plus grande partie des phénomènes mor-

la voyons ulcérer les poumons pour éliminer les tubercules, enflammer le cerveau pour réagir contre une matière étrangère qui se trouve dans le crâne, etc.

En conséquence, devant dans l'empoisonnement typhique se hâter de débarrasser le sang du miasme qu'il contient et trouvant dans le tissu cellulaire répandu abondamment dans tout l'organisme une voie de sécrétion facile, elle y épanche probablement le principe septique, sauf à le reprendre plus tard en détail et à l'amener au dehors à travers les organes appropriés à cet usage, tels que la peau, les reins, les intestins. Il est possible dès lors que la succession des périodes du typhus tienne aux diverses phases de cette double opération.

bides, c'est-à-dire les phénomènes d'élimination, sont variables, mobiles et inconstants, et les symptômes, tels que les troubles cérébraux et circulatoires, qui par leur constance pourraient seuls être les signes pathognomoniques du typhus, se trouvent lui être communs avec diverses autres maladies. Il ne faut pas dès lors s'étonner de voir Hildenbrand établir que le symptôme caractéristique de l'empoisonnement typhique était sa *contagion*, c'est-à-dire, d'après ma théorie, son endémicité et la manière dont il se propage; le traité du professeur de Vienne est même intitulé : Traité du typhus *contagieux;* tant l'addition de ce qualificatif lui a paru nécessaire pour différencier l'affection.

17°. Traitement curatif. —L'antidote du miasme typhique étant inconnu, la médication nécessaire pour juguler ou enrayer la maladie fait défaut. D'autre part, la multiplicité des voies éliminatrices dans un même cas, l'impossibilité de prévoir l'ordre de leur succession, et enfin la crainte de troubler des efforts encore mystérieux pour la science, doivent faire proscrire tout moyen violent que l'on voudrait employer dans le but d'aider la nature.

Hildenbrand, observateur sagace, quand il ne regarde pas les faits à travers sa théorie de la contagion, insiste vivement sur les avantages d'une abstention presque absolue en thérapeutique.

J'ai cru devoir traiter mes malades d'après les règles suivantes : au début, des ventouses à l'épigastre en cas de pléthore ou de fièvre intense; à la nuque, si la céphalalgie est vive. Un émétique, s'il y a des envies de vomir. Après cela, pendant plusieurs jours, des lotions vinaigrées sur tout le corps.

Maintenir le ventre libre au moyen de lavements.

Dans le coma, trois et quelquefois cinq vésicatoires dont un à la nuque et les autres aux extrémités; ce moyen rend de grands services, et les effets en sont immédiatement très-sensibles, car le malade ne tarde pas à sortir de sa stupeur. Quand l'adynamie est prononcée, il faut avoir recours à l'emploi des antispasmodiques.[1]

18° Traitement préservatif. — Prévenir par l'usage d'une bonne nourriture l'invasion du scorbut, et faire disparaître cette maladie quand elle a pris naissance. Maintenir dans une grande propreté les individus scorbutiques, les locaux qu'ils habitent, et les objets à leur usage, afin que les produits de leurs sécrétions ne séjournent nulle part.

Prévenir au moyen d'une habitation convenable toutes les circonstances dans lesquelles les émanations scorbutiques peuvent se condenser.

Quand il existe quelque part un foyer typhique, les mêmes règles sont applicables; de plus on doit, sans s'arrêter à aucune considération, raréfier les miasmes (agrandissement des hôpitaux, éloignement des malades les uns des autres, aération constante, etc.)

En vue d'empêcher la propagation du typhus en dehors des foyers où il offre un caractère d'endémicité, il faut considérer comme infectés *tous les individus et tous les objets qui en proviennent.* (Jusqu'ici, sous l'influence de la théorie de la contagion, on a semblé regarder seulement comme tels les typhiques et leurs effets.)

1. Vers la fin de l'endémie de cette année à Constantinople, j'ai employé la limonade minérale dès le début de l'affection; le malade en prenait une bouteille tous les jours. J'ai remarqué que sous l'influence de cette médication, le pouls devenait promptement de moins en moins dépressible. Quant aux autres phénomènes morbides, quoiqu'alors ils n'aient pas atteint, en se développant, une grande intensité, je ne puis affirmer que ce dernier progrès doive être attribué à l'usage des acides; l'endémie, comme je l'ai dit, tirait déjà vers sa fin, et les cas étaient en général moins graves que précédemment.

Je rappellerai à ce sujet que la médication acide a déjà été recommandée par les anciens contre le typhus, et que tout récemment on a encore préconisé dans cette maladie l'emploi de l'acide phosphorique.

Le traitement par les acides étant déjà celui du scorbut, son efficacité dans le typhus, si elle est réelle, serait une preuve de plus en faveur du lien qui rattache entre elles ces deux affections.

SECONDE PARTIE.

Preuves à l'appui de ma théorie.

A. De l'encombrement comme origine unique du miasme de la fièvre typhoïde.

Je pose comme axiome que les affections dites *spécifiques* (variole, scarlatine, choléra, etc.) sont chacune le résultat d'un agent septique spécial, et de plus, que tout agent spécial ainsi admis a son origine particulière, toujours la même; or, la fièvre typhoïde dothinentérique, par l'ensemble de ses caractères, rentre dans cette catégorie de maladies; d'autre part, il est déjà constaté dans la science que l'encombrement en a été quelquefois la cause; j'en conclus que l'encombrement en est l'origine ordinaire et sans autre.

Si l'on n'a pas accordé jusqu'ici à cette circonstance étiologique l'importance que je lui attribue, c'est parce que dans les pays civilisés, les seuls où les sciences médicales sont véritablement cultivées, elle constitue un fait général, peu propre à frapper l'œil de l'observateur par cela même qu'il y est habitué : on ne voit facilement que ce qui est seul, isolé ou exceptionnel.

Je dis que l'encombrement est un fait ordinaire en Europe : voyez en effet comme les villes y sont peuplées, comme les habitants y fourmillent dans les maisons et comme dans les familles mal partagées de la fortune, les individus vivent serrés les uns contre les autres! Que dans ces conditions l'aération soit empêchée par une cause quelconque, par la crainte du froid en hiver par exemple, l'abondance des exhalaisons humaines pourra atteindre d'un moment à l'autre le degré voulu pour la production de la fièvre typhoïde. Et si cette maladie prend quelquefois son origine dans des villages faiblement peuplés et en apparence largement aérés, elle peut n'être pas moins alors la suite de l'encombrement : en effet, il y arrive trop souvent, pendant les froides nuits de l'hiver, que les individus d'une même famille se groupent et dorment dans quelque pièce étroite, *afin d'avoir chaud;* le bois est cher ou l'avarice le ménage ; on n'aère pas convenablement pendant le jour pour en brûler le moins possible.

Quelle accumulation d'émanations humaines au bout d'un certain temps ! Ainsi s'explique pourquoi la maladie de Petit et Serres est fréquente dans notre populeuse Europe, dans les grands centres surtout, et pourquoi elle est rare dans les contrées marématiques, où la population est clair-semée. Aussi, que dans un pays paludéen comme l'Algérie se trouve quelque part, par exception, une ville dans les conditions des grandes cités européennes, on y verra immédiatement l'affection caractéristique y reparaître fréquente : telle est Constantine.

Bâtie sur un rocher élevé, séparée des terres environnantes par un profond ravin, le commerce a aggloméré dans son enceinte un grand nombre d'habitants qui n'ont pu s'étendre au dehors, la disposition du terrain s'y opposant d'une manière absolue : il en a été du moins ainsi jusque dans ces derniers temps.

Aussi la fièvre typhoïde dothinentérique y est elle assez fréquente : c'est là que j'ai été à même de voir quatre ouvriers sur sept, logés dans une même chambre, être frappés de cette maladie : pendant l'été, ils avaient passé les nuits couchés dans la cour et dans la rue ; mais les pluies d'automne les firent rentrer dans leur logis où les effets de l'encombrement n'ont pas tardé à surgir.

Il ne serait pas sérieux d'objecter à cette manière de voir que des jeunes filles, élevées dans des palais, contractent quelquefois la fièvre typhoïde et que celle-ci peut ravager épidémiquement de beaux et grands villages en été, toutes circonstances, en un mot, où il ne serait pas possible d'invoquer l'encombrement. En effet, le germe une fois formé quelque part, se transporte au loin; le mode de propagation inhérent à la maladie, a même fait admettre que ce germe a une grande tendance à se reproduire, soit qu'à l'instar de l'agent de la variole il se multiplie dans l'économie animale même, soit qu'il fermente au dehors comme celui du typhus (ce dernier mode me paraît seul probable). Quoi d'étonnant dès lors à ce qu'il y ait ici un cas sporadique, là une épidémie, sans encombrement actuel!

J'ajouterai qu'en scrutant les faits, dits *de contagion* à ce point de vue, on arrivera, à mon avis, à fixer la science sur le mode réel de la reproductibilité du miasme de la fièvre typhoïde et aussi sur l'espèce de corps propres à le transporter.

En résumé donc, l'encombrement est la cause unique et constante du miasme de la fièvre typhoïde dothinentérique; et si cette origine n'est pas toujours appréciable dans des épidémies ou dans des cas isolés, ne nous en étonnons point : le même fait se produit dans toute maladie transmissible et susceptible d'importation d'un endroit dans un autre.

B. Rapport du typhus et du scorbut.

Pendant que, dans ma manière de voir, l'encombrement produit habituellement la fièvre typhoïde, les auteurs se trouvent d'accord pour lui attribuer le typhus, à tel point que dans ces dernières années on fut convaincu de pouvoir créer, en quelque sorte, cette dernière maladie à volonté en agglomérant un nombre suffisant d'individus sains ou malades dans un local resserré.

Si ce double effet de l'encombrement avait lieu sans intervention de quelque circonstance particulière dans l'un des cas, les deux maladies, ayant absolument la même étiologie, ne constitueraient qu'une seule et même individualité morbide.

Cependant l'expérience récente d'une endémie à la prison de Strasbourg et les faits pathologiques de l'armée d'Orient prouvent clairement que typhus et fièvre typhoïde sont deux affections tout à fait distinctes sous tous les rapports d'invasion, de symptomatologie, de marche, de durée, de variétés, de traitements et d'autopsie.[1]

Dès lors de deux choses l'une : ou bien l'encombrement ne joue aucun rôle dans la production du typhus ou, dans le cas affirmatif, quelque concours d'autre circonstance est indispensable. La première proposition me paraît insoutenable, tous les observateurs ayant noté l'agglomération d'individus comme coïncidant avec une première explosion de la maladie, et cette particularité n'a pas fait défaut non plus en Crimée où les hommes se groupèrent dans des trous creusés en terre afin de se garantir du froid.

On a dit à la vérité qu'à l'armée d'Orient le typhus a été dû aux exhalaisons d'un sol infecté par la présence de toutes sortes de matières en putréfaction, notamment celle de nombreux cadavres ; cette manière de voir se heurte contre l'évidence des faits; car deux années de suite, la manifestation des premiers cas a eu lieu en plein hiver, la terre étant gelée et ses émanations arrêtées.

Quelle est donc la circonstance qui peut faire varier les effets de l'encombrement au point de substituer la production du typhus à celle de la fièvre typhoïde ? Elle ne peut évidemment provenir que des conditions organiques dans lesquelles se trouvent les personnes réunies, c'est-à-dire d'un état antérieur de maladie chez elles. Il ne suffirait pas sous ce rapport

1. Si l'identité a été longtemps admise dans les écoles, c'est parce qu'on ignorait l'histoire véritable du typhus, affection a peu près inconnue dans la nosologie moderne et dont nos prédécesseurs nous ont laissé seulement une description erronée ou incomplète. Aujourd'hui la vérité s'est fait jour et la non-identité est hors de doute.

d'adopter d'une manière plus absolue l'opinion émise par Hildenbrand et d'autres auteurs, à savoir que le typhus est dû *principalement* à un encombrement de *malades;* car depuis 40 ans, l'agglomération de cette catégorie d'individus n'a pas manqué dans nos hôpitaux de France à la suite de nos révolutions et de nos guerres d'Afrique, et cependant le typhus n'y a point paru. Je conclus que les malades, donnant lieu par l'abondance de leurs exhalaisons à la formation du miasme typhique, doivent alors se trouver atteints de quelque affection spéciale, d'une certaine gravité et rarement rencontrée de nos jours. Le scorbut qui a dominé pendant près de deux ans dans la constitution médicale de l'armée d'Orient, se présente tout à fait dans ces conditions; les autres affections qui y ont régné, rentrent dans la catégorie de celles que l'on observe tous les jours, ou n'ont frappé que sur quelques-unes de nos divisions (dyssenterie, choléra, congélation, etc.).

L'intervention du scorbut dans la production du typhus est d'autant plus possible, que la première de ces maladies paraît elle-même provenir d'un principe mêlé au sang : que, consistant en tout cas dans une altération de ce liquide, elle se trouve être ainsi une affection *totius substantiæ* et donner naissance sur toute la surface du corps à des exhalaisons cutanées d'une odeur fétide et particulière. N'est-il pas naturel dès lors d'admettre qu'un encombrement de scorbutiques produise un miasme exceptionnel et par suite un empoisonnement spécial ?

En jetant un coup d'œil rétrospectif sur ce qui précède, on voit que tous ces raisonnements prennent leur point de départ dans ces trois faits : 1° *encombrement,* cause commune du typhus et de la fièvre typhoïde; 2° *non-identité* des deux pyrexies; 3° *scorbut, maladie spéciale,* dominant dans la constitution de l'armée d'Orient.

Je dois noter ici que l'idée d'un rapport étiologique entre le scorbut et le typhus m'est venue *spontanément,* en dehors de toute combinaison théorique, et cela à l'époque du premier début du typhus, alors que sa nature véritable était encore méconnue. Je m'explique : pendant la saison d'hiver 1854-1855 éclatèrent à Constantinople, chez les convalescents et les infirmiers de mes salles, un grand nombre de fièvres dont je ne reconnus pas tout d'abord le caractère réel ; elles offrirent à la vérité la *forme* typhoïde ; mais d'un autre côté elles différèrent de la maladie de Petit et Serres par un caractère prononcé d'intermittence et de rémittence ainsi que par l'absence des altérations ordinaires des follicules intestinaux ; dans un rapport mensuel de cette époque, la singularité de ces affections me les fit désigner sous la dénomination de fièvres *typhoïdes scorbutiques* et non pas dothinentériques.

Comme j'y reconnaissais les traits généraux des empoisonnements septicohémiques, et comme peu de temps avant leur manifestation un grand nombre de scorbutiques, venus de Crimée et entrés dans mon service, m'avaient frappé de leur odeur repoussante, mon impression spontanée a été de rapporter à leurs exhalaisons qui infectaient mes salles l'étiologie de l'endémie nouvelle. C'est plus tard seulement que sa nature fut reconnue être celle du typhus, après la mise en évidence de son caractère nosocomial et après constatation de cas très-graves avec parotidite ; et si alors j'ai persisté dans l'idée que j'avais spontanément eue d'attribuer l'affection typhoïde aux émanations scorbutiques, c'est pour toutes les raisons rapportées ci-dessus : encombrement cause commune des deux pyrexies, non-identité de celles-ci, etc.

A toutes ces considérations viennent s'en joindre d'autres pour appuyer ma manière de voir.

Les premières descriptions de typhus et de scorbut laissées par nos devanciers, remontent à une même époque, XVe siècle. (Comp. de méd. prat.)

Ces deux maladies font toutes deux défaut dans les constitutions médicales de nos jours. Quand par exception elles éclatent encore quelque part, leur manifestation a lieu dans les mêmes endroits et souvent même concomitemment dans les prisons, dans les bagnes, à bord des vaisseaux, dans les armées, etc. Cette coïncidence a déjà frappé anciennement des observateurs au point de leur faire soupçonner une certaine relation entre les deux affections. (Voir, entre autres, Dictionnaire de méd. en 30 vol., article Typhus.)

J'ajouterai enfin, que les auteurs sont d'accord pour attribuer le scorbut à un ensemble de circonstances, tel que l'insuffisance de nourriture, l'usage d'aliments altérés, l'humidité, le froid, les passions tristes; d'autre part, ils rapportent, en termes identiques, le typhus aux mêmes causes en y joignant toutefois l'encombrement. Il résulte de là, si leur observation a été exacte, que dans les endémies vues par eux-mêmes, les individus encombrés, prenant le typhus, se trouvaient déjà être dans un état scorbutique.

C. Du Miasme du typhus.

J'ai émis dans la première partie de ce mémoire différentes propositions sur quelques-unes des particularités inhérentes au miasme du typhus, sur les modifications qu'il subit sous une influence de condensation et de raréfaction, sur les propriétés que possèdent divers corps de le transporter au loin, sur une certaine inaptitude de l'atmosphère à cet égard, etc.

Voici sur quoi se fondent mes assertions :

1° Admettre que l'encombrement peut donner naissance à un agent septique, n'est-ce pas dire en d'autres termes que celui-ci surgit au sein des émanations humaines suffisamment condensées.

2° Pendant deux années de suite le typhus a éclaté en Crimée en plein hiver; après son importation dans nos hôpitaux de Constantinople, il n'a pas cessé de s'y propager jusqu'à l'époque des grandes chaleurs à l'arrivée desquelles il a disparu : *condensation due à l'action contractante du froid et à l'encombrement; raréfaction produite par la chaleur.*

3° C'est un fait acquis qu'on arrête la propagation du typhus par une aération suffisante, par l'agrandissement des hôpitaux, en éloignant les malades les uns des autres, etc. : n'est-ce pas dire qu'on rend le miasme inoffensif en le laissant se raréfier dans l'air ou encore qu'un certain degré de condensation est nécessaire au maintien de ses propriétés nuisibles.

4° Si la précédente interprétation est juste, il s'ensuit que l'atmosphère est impropre à la propagation du typhus. L'observation suivante justifie cette déduction et corrobore par conséquent la proposition dont elle dérive : la ville de Constantinople, malgré ses 14 hôpitaux militaires dans lesquels le fléau a été si longtemps endémique, en a été presque entièrement préservée : de plus, tandis que les médecins, les sœurs et les infirmiers, séjournant dans l'intérieur des salles, y contractaient en grand nombre la maladie, une autre partie du personnel des hôpitaux que son service n'appelait pas jusque-là, a seulement compté de rares victimes.

Ai-je eu raison dès lors de m'exprimer ainsi (voir 1re partie) :

«La circonstance sous l'influence de laquelle le miasme surgit «dans les émanations, c'est la condensation de celles-ci por«tée à un degré suffisant.

«L'hiver peut amener cette condensation, soit directement «par l'action contractante du froid, soit indirectement en don«nant lieu à l'encombrement, les individus se groupant dans «leurs abris pour résister aux rigueurs de la saison.

«Pour que le miasme du typhus ne perde pas ses propriétés «nuisibles, il est nécessaire que cet agent ne cesse pas d'être «maintenu dans un certain degré de condensation ; autrement «il devient inoffensif.

«Le miasme du typhus peut être transporté par l'inter-«médiaire de plusieurs espèces de corps (*le fait est prouvé par «divers exemples racontés dans les auteurs*); sous ce rapport, «l'atmosphère ne peut pas contribuer à la propagation de la «maladie, à moins que l'agent septique n'y demeure condensé «par suite d'obstacles à sa raréfaction.»

Il me reste maintenant à prouver que le typhus n'est pas contagieux, c'est-à-dire que le miasme n'a pas la faculté de se reproduire dans l'économie animale à l'instar du principe variolique, mais qu'il se multiplie en dehors d'elle par une véritable fermentation.

Il est certain d'abord qu'une série d'endémies typhiques peuvent être en quelque sorte semées sur une grande étendue de pays par importation d'un point dans un autre. Il est prouvé également que le fléau sévit quelquefois d'une manière très-grave, quoique loin du lieu de sa première origine. On a conclu avec raison de ces observations que le miasme, agent septique de l'empoisonnement typhique, possède la propriété de se reproduire. Mais que cette reproduction se fasse dans l'intérieur de l'économie animale pendant le cours du typhus, c'est là une pure supposition. Celle-ci s'est enracinée dans la science, après avoir été suggérée uniquement sous l'influence d'une idée d'analogie avec des faits appartenant à d'autres maladies, notamment à la variole.

Je veux successivement prouver que cette analogie est vicieuse, que la supposition qui en est résultée, laisse sans explication des faits importants récemment observés, et enfin que toute cette théorie de la contagion a complétement faussé l'histoire du typhus. J'exposerai après cela une autre hypothèse, très-simple et applicable à tous les points.

Et d'abord la variole est inoculable : avec une de ses pustules on peut en reproduire des centaines d'autres : voilà qui démontre sans réplique la multiplication du germe au sein de l'économie animale; mais pour le typhus, la preuve de la possibilité de cette transmission n'est pas faite, et par suite l'analogie est sans fondement.

Démontrons, en second lieu, que l'hypothèse de la contagion manque de la condition essentielle d'une théorie véritable, celle d'expliquer tous les faits. Supposons que vingt, trente, cent typhiques soient placés dans un hôpital où il y aurait déjà divers autres malades, des infirmiers, des médecins, des sœurs. Est-il possible d'admettre dans la théorie de la contagion, que toutes ces personnes pourront être préservées de l'affection, bien entendu sans précautions particulières d'aération? Évidemment non! Eh bien! cette expérience se trouve avoir été faite et la transmissibilité a fait défaut. Je donne ici en note[1]

1. Ces deux faits nous sont offerts, l'un par l'infirmerie de Notre-Dame de la Providence (Saint-Benoît), l'autre par l'hôpital civil.

Premier fait. Il m'a été communiqué avec une rare obligeance par la vénérable mère, Mme Lesueur. Le nombre de sœurs employées dans les ambulances de Constantinople, depuis le 1er janvier 1856 jusqu'au 30 avril a été de 160, parmi lesquelles 68 ont été atteintes de typhus. Sur ces dernières, 14 ont été traitées chez elles dans les ambulances. Les 54 autres ont été soignées à l'infirmerie de Saint-Benoît et ont fourni 6 décès. La première typhique y est entrée le 1er février. A la date du 30 avril, il restait 12 sœurs en traitement.

Le typhus, s'est-il propagé dans cet établissement parmi les sœurs au nombre de 36 qui y sont employées aux travaux de la maison et sur lesquelles 30 veillent alternativement pendant des nuits entières leur compagnes alitées? Non; il n'y a pas eu un seul cas de contagion dans Saint-Benoît; 4 de ces sœurs ont été, il est vrai, atteintes de typhus; mais voici dans quelles circonstances; la première en a été frappée après avoir été dans une ambulance soigner une de ses compagnes malades; les trois autres étaient employées, avant de s'aliter, à visiter sur les bateaux les militaires arrivant de Crimée. Ainsi ce sont les sœurs que la charité a appelées en dehors de l'établissement qui ont pris le typhus. A notre première visite, la supérieure nous a d'elle-même exprimé son étonnement à ce sujet.

Voici le *deuxième fait.* L'hôpital civil est de 90 lits, qui ont constamment été occupés du 1er janvier 1856 au 30 avril. Le nombre d'individus qui y ont été traités pendant ce laps de temps s'est élevé au chiffre de 320, sur lesquels environ 100 atteints de typhus au moment de leur entrée. Ceux-ci, civils et matelots, arrivaient de Crimée ou venaient des bords des bâtiments: La mortalité totale a été de 36 : 15 décès ont eu lieu parmi les typhiques. Cependant l'exiles faits qui s'y rattachent; ils sont extraits d'un mémoire que j'ai lu dans les premiers jours du mois de mai dernier devant la Société impériale de médecine de Constantinople sous le titre : «De la doctrine de la contagion du typhus par Hildenbrand. » Ils permettent, à mon avis, de conclure que l'hypothèse de la contagion est illusoire. Reste à faire voir comment celle-ci a eu pour conséquence de fausser complétement l'histoire du typhus.

On sait que la découverte des lésions dothinentériques renversa toute la pyrétologie ancienne, et rendit nécessaire une nouvelle classification des fièvres. Quelle place assigner au typhus dans ce travail de reconstruction ? La difficulté d'analyser cette maladie si rare de nos jours, obligea à prendre comme point de départ la description laissée par Hildenbrand, et en partant de cette base, on finit par conclure *à l'identité* du typhus et de la fièvre typhoïde; puis, tout récemment, l'occasion s'étant présentée d'étudier cliniquement la première de ces deux affections, l'identité admise jusque-là se trouva être une profonde erreur, et l'on fut obligé de reconnaître deux espèces morbides distinctes là où précédemment on n'en avait vu qu'une.

guïté des locaux de l'hôpital est telle que cette dernière catégorie de malades n'a jamais été complétement isolée des autres, surtout dans le début de l'épidémie, et que l'établissement a dû fréquemment refuser de nouvelles admissions.

Qu'y a-t-il eu à remarquer dans l'hôpital civil relativement à la contagion? Sur les 14 sœurs qui soignent les malades, pas une seule n'a été atteinte. Sur 6 infirmiers qui font le service des salles, un seul a eu une fièvre typhoïde légère, sans délire. Parmi les nombreux malades en traitement pour des affections autres que le typhus, un seul, un poitrinaire, déjà à l'hôpital depuis quelques mois et aidant aux travaux des salles a été emporté par l'empoisonnement miasmatique en quatre jours.

Que l'on oppose ces faits à ceux de notre service hospitalier militaire, où l'épidémie a si violemment sévi sur les médecins, les sœurs, les infirmiers, les malades en traitement, où pas un hôpital, pas une barraque n'a été épargné. Il nous paraît impossssible dans la théorie de la contagion de concilier cette différence de résultats.

Voici comment, à mon avis, la doctrine de la contagion a fourvoyé les esprits dans cette question.

Le professeur de Vienne, ainsi que le témoigne en quelque sorte chaque page de son livre, a fait le raisonnement suivant : le typhus est une pyrexie contagieuse ; donc il est analogue à la variole, et constitue une fièvre exanthématique (pages 13 et 14) ; dès lors, de même que la variole est d'abord originaire, puis communiquée, de même qu'elle se divise en régulière et en irrégulière, suivant la marche de l'éruption, et qu'elle a des périodes successives de contagion, d'incubation, d'invasion, d'exacerbation, de rémission, etc., de même le typhus a paru également aux yeux d'Hildenbrand être originaire ou communiqué, régulier ou irrégulier, ayant, d'après ses expressions mêmes, *un cours déterminé dans ses différentes périodes mesurées,* avec des crises arrivant à tel jour et à telle heure ; en un mot, le tableau tracé par l'auteur est tellement éloigné de la nature, qu'il lui suscita, dès son apparition, de nombreuses critiques. — Quand là-dessus, les médecins modernes ont été amenés à comparer la fièvre typhoïde dothinentérique, nouvellement découverte, au typhus qu'on n'avait plus l'occasion d'observer, ils ne purent que s'en rapporter à la description laissée par l'école de Vienne, et prirent pour point de départ ce qu'elle nous a légué sous le nom de typhus régulier (tableau forcé d'une des formes de la maladie). C'est de cette comparaison impossible que naquit dans la science la grande erreur de l'identité, et c'est ainsi que d'une donnée fausse on est arrivé à un corollaire faux.

En résumé, la doctrine de la contagion, pure hypothèse basée sur une analogie vicieuse, a laissé sans explication des faits importants et a été une source de graves erreurs.

En récapitulant tout ce qui a été dit, on trouve que le miasme du typhus une fois formé, a la propriété de se reproduire, mais non pas à l'instar du principe variolique, en se multipliant dans l'intérieur de l'économie animale. Donc la reproduction se fait au dehors, et je désigne ce travail sous le nom de *fermentation miasmatique.*

Voici, à ce sujet, ma manière de voir, que je ne crois pas devoir autrement démontrer : Le miasme du typhus, d'abord émané au sein des exhalaisons scorbutiques, continue à se reproduire aussi longtemps qu'il se rencontre en contact avec le produit des sécrétions scorbutiques.

Originaire de Crimée, l'agent septique a été importé dans nos hôpitaux militaires de Constantinople où le scorbut se trouvait être depuis près de deux ans la maladie dominante; le miasme a trouvé ainsi dans les matelas, les couvertures, les draps, les lits, les planchers, *ample matière* pour fermenter; aussi nos salles de malades sont-elles devenues de véritables *foyers* d'infection dans l'intérieur desquels on s'empoisonnait, tandis que les établissements civils tenus avec propreté par les sœurs sont restés inoffensifs.

Quelques efforts que l'on fasse sous le rapport de la propreté, on ne peut pas, là où sont réunis des malades, empêcher le séjour de pus, de mucus et d'autres matières animales; dès lors, en considération du peu de propagation du typhus, soit dans les établissements civils de Constantinople, soit dans l'hôpital du Val-de-Grâce à Paris, j'ai cru pouvoir conclure à la nécessité du contact de quelque matière organique spéciale pour le travail de la fermentation : le produit des sécrétions scorbutiques m'a paru seul se présenter dans ces conditions.

En finissant ce sujet, je dirai que la théorie de la fermentation explique comment les endémies sont graves ou légères, suivant les quantités de miasme et de matière fermentescible, et comment les cas isolés proviennent de la présence d'une petite portion de poison : l'explosion du typhus chez des individus, sortis depuis longtemps du sein d'une endémie, a lieu par suite de l'action d'une partie de miasme, caché d'abord dans l'intérieur de quelque substance, puis dégagé de là par une cause quelconque, etc. En un mot, si la théorie de la contagion ne peut pas rendre compte de certains faits, celle de la fermentation les explique tous aisément.

D. De l'empoisonnement typhique.

Qui dit empoisonnement, dit absorption de poison en quantité grande ou petite, action élective sur tel ou tel organe, efforts et symptômes d'élimination, influence de conditions diverses sur l'intensité et la marche de la maladie, formes souvent différentes comme dans l'intoxication paludéenne, durée variable, traitement au moyen d'antidotes, de médicaments éliminateurs ou de palliatifs, etc.

Or, le typhus étant un empoisonnement, ce qui est généralement admis, il n'y a qu'à l'envisager sous le point de vue qu'offrent les empoisonnements en général ; c'est ce que j'ai fait, et je ne crois pas avoir besoin de justifier autrement les propositions formulées sur ce point de la question dans la première partie de ce mémoire ; elles reposent sur des faits cliniques, la plupart déjà acquis à la science.

Je ferai toutefois une exception pour l'opinion que j'ai avancée relativement aux prodromes qui, selon moi, n'existent pas dans le typhus, manière de voir peu partagée jusqu'ici. Voici sur quoi je la fonde.

J'ai pris pour habitude pendant les endémies typhiques de tâter quotidiennement le pouls à tous mes malades indistinctement, y compris les convalescents à la portion : or, il m'est arrivé mainte et mainte fois de trouver tout à coup chez des individus jusque-là dans un état apyrétique, un pouls fréquent, quelquefois même déjà dépressible, mais absolument sans accompagnement d'autre symptôme.

Ces personnes, ignorant leur nouvel état ou tâchant de le dissimuler parce qu'elles le jugeaient sans importance, persistaient à répondre à des questions pressantes qu'elles ne se sentaient point malades, ou bien elles finissaient par m'avouer avoir été atteintes brusquement de céphalalgie pendant la nuit. Douze ou vingt-quatre heures après, il n'en était déjà plus de même; on allait au devant des questions, on accusait les souffrances; la fièvre était du reste plus intense et le typhus décidément déclaré. Où sont dès lors les prodromes?

Comme je l'ai dit, les médecins, les sœurs, les infirmiers, quand ils étaient atteints, ne s'alitaient pas immédiatement, s'efforçaient de continuer leur service, conservaient leur régime habituel et se médicamentaient (de préférence avec les purgatifs) et éprouvaient alors des symptômes particuliers, mais étrangers au typhus même, tels que frissons, vomissements, diarrhée; on a pris à tort ces phénomènes pour des prodromes.

NOTES COMPLÉMENTAIRES.

De la doctrine de la contagion du typhus par Hildenbrand.

J'ai avancé dans mon mémoire que Hildenbrand avait établi sa théorie dans l'illusion d'une idée d'analogie du typhus avec la variole; voici des extraits de son livre qui me paraissent suffisamment prouver la justesse de cette critique : « Le typhus con-« tagieux, dit-il *dès* la page 13, est une fièvre essentielle. . . . . .
« une espèce particulière comme la petite vérole; . . . . . . elle « appartient à la famille des fièvres exanthématiques.

Cet auteur divise le typhus en *originaire* et en *communiqué* parce que « la raison nous apprend, quand même l'expérience « ne le confirmerait pas, que toute *matière contagieuse communi-« quée* doit avoir quelque part son origine particulière.»

S'il admet, page 17, un typhus *régulier* et un typhus *irrégulier*, voici pourquoi; je cite : « Comme toutes les fièvres « contagieuses exanthématiques, telles que la petite vérole, la « rougeole, la scarlatine et la fièvre pestilentielle, le typhus

« contagieux a son cours régulier déterminé par la nature de la « matière contagieuse (p. 34)» et plus loin p. 88 : « Comme la « petite vérole, la rougeole, la scarlatine, la fièvre pestilentielle « et toutes les autres espèces de fièvres contagieuses n'observent « pas toujours un cours régulier et conforme à la nature de ces « maladies. . . . . de même le typhus ne se présente pas toujours « aussi régulier et aussi naturel que nous l'avons décrit dans la « section précédente. »

Quant aux périodes du typhus, Hildenbrand s'exprime ainsi : « En général, comme les autres fièvres contagieuses offrent une « période d'inflammation catarrhale qui précède l'exanthème, « et que toute contagion animale a une action particulière sur les « membranes du nez et de la gorge, de même le typhus nous pré- « sente des dispositions et des phénomènes analogues.» (L'auteur les place dans des accidents gastriques), p. 45.

Cette période catarrhale est-elle remplacée par la période adynamique (époque nerveuse de Hildenbrand), c'est «parce que « l'*analogie* aide à expliquer ce passage à un état nerveux; en « effet, toutes les fièvres exanthématiques et surtout les fièvres « contagieuses ont dans une période plus avancée une tendance « particulière vers un état nerveux. »

Le professeur de Vienne semble avoir compris lui-même que son système échouait devant le défaut de relation qui existe entre l'exanthème du typhus et tous les autres caractères de cette maladie : aussi fait-il rentrer dans les lésions cutanées les altérations des parotides dont il exagère la fréquence et l'importance.

« C'est, dit-il, dans le moment même de l'exanthème tacheté « du typhus, que naissent les parotides symptomatiques ou du « moins le germe qui doit les produire par la suite. Il est vrai « que les parotides ne se montrent pas constamment dans chaque « typhus; mais parce qu'on ne les aperçoit pas dans un degré « modéré de la maladie ou qu'on ne peut pas toujours les dis- « tinguer d'une manière frappante, on ne doit pas en conclure « qu'elles n'existent pas réellement. »

C'est là une erreur, résultat d'une supposition que le besoin de la cause avait fait inventer; car s'il est vrai que les parotides existent plus souvent qu'on ne le croit généralement, il est certain aussi, comme je m'en suis assuré dans les autopsies, que ce caractère anatomo - pathologique fait souvent totalement défaut.

J'ai dit que la description laissée par Hildenbrand a servi de base aux fauteurs de l'identité; aussi voyons-nous Gaultier de Claubry faire une apologie complète de la doctrine de Vienne et classer le typhus parmi les fièvres éruptives : « Le typhus, dit-il, « doué de la propriété contagieuse par miasmes, à une certaine « époque de son cours, prendrait place parmi les fièvres érup- « tives contagieuses,» p. 330 et 331.

Comprend-on une affection qui appartient à la famille des fièvres éruptives *à une certaine époque de son cours.*

De l'encombrement comme cause de la fièvre typhoïde dothinentérique et de la transmissibilité de cette maladie.

« La fièvre typhoïde, dit M. Michel Lévy (Traité d'hygiène, 1re « édition) prend naissance dans les chambrées des casernes où « couchent un nombre disproportionné de militaires; elle sévit « alors par épidémie régimentaire. Elle se produit également « chez l'habitant isolé d'une pièce étroite et mal aérée; c'est ce « qui résulte des relevés faits par M. Piorry, et qui portent non- « seulement sur ses propres observations, mais encore sur celles « de MM. Bouillaud, Andral, Chomel, Louis. »

Quant à *la transmissibilité,* comme on dit, de la maladie, les faits qui la prouvent ne manquent pas dans la science. J'en ai observé un moi-même : dans l'automne de 1852, un certain nombre de cas de fièvre typhoïde dothinentérique se déclarèrent à Batna dans le 2e régiment de la légion étrangère ; M. l'inspecteur Guyon, lors de son inspection en décembre de la même année, a vu dans mes salles plusieurs hommes ainsi atteints. Le germe de la maladie qui est en général rare à Batna, y avait été importé de la caserne des *Passagers* de Constantine. (Quelques autopsies que j'ai eu occasion de pratiquer n'ont laissé aucun doute sur le caractère dothinentérique de l'affection.) Cette petite épidémie m'a servi en partie à établir le diagnostic différentiel entre la fièvre typhoïde dothinentérique et la fièvre typhoïde paludéenne. (Voir Recueil de méd., de chir. et de pharm. milit., tome 16, 1855 : *Note sur la fièvre typhoïde en Algérie*).

Rapport du typhus et du scorbut.

A différentes époques, des auteurs ont constaté un certain rapport entre le typhus et le scorbut; plusieurs même sont allés jusqu'à confondre les deux affections dans une même individualité morbide; voir *Dinkgrève, De similitudine indolis scorbuti* et *febris putridæ*, 1772. — *Milman*, 1794 : Recherches sur le scorbut et les fièvres putrides. — *Salva*, 1794 : *De analogiâ inter scorbutum et quasdam febres tentamen.* — *Colombier* : Médecine militaire, chap. du scorbut. — *Jourdanet*, 1802. Dissertations sur l'analogie du scorbut avec la fièvre adynamique putride. — Feu Coze, doyen de la faculté de médecine de Strasbourg, 1815 : Mémoire inséré dans le Recueil de mém. de méd., de chir. et de pharm. milit., T. 1.

Pinel a rapproché l'une de l'autre les deux maladies quand il dit : « Les droits sacrés de l'humanité seront-ils un jour assez « généralement respectés parmi toutes les nations pour que le « scorbut et les fièvres putrides qui désolent les prisons, les vais- « seaux, les hôpitaux militaires ou les hospices ne soient pas « plus fréquents que dans l'asile du citoyen paisible. » (Nosog. philos.)

Enfin on lit ce qui suit dans les mémoires de Goguelin sur le scorbut :

« L'ex-société de médecine de Paris aurait encore bien désiré « pour terminer son travail sur le scorbut, dont elle connaissait « les cruels ravages, savoir s'il y a quelque analogie entre cette « maladie et les fièvres des prisons de Pringle. »

De la fermentation miasmatique

On lit dans le dict. en 60 vol., art. Fermentation (tome XV, p. 65) : « Une substance en état de décomposition introduite dans « une matière en son état naturel et sain y détermine le mouve- « ment fermentatif lorsque les conditions sont favorables.

« Ce qui se passe dans le *mort* comme dans du moût, de la « pâte ou d'autres matières semblabies a été transporté par « les médecins chimistes, les physiologistes, il y a quelques « siècles, dans le *vif*, dans le corps humain animé. »

D'après cette manière de voir un virus, un miasme, une matière putride, insinués dans un corps animé, agiraient comme ferments en en faisant putréfier les diverses parties.

Cette théorie des anciens, pendant quelque temps abandonnée, vient d'être reproduite par M. Bouillaud (Traité de nosog. méd., T. V, p. 16) : « On ne saurait, dit-il, se dissimuler que les agents « de la plupart des infections ou des contagions, ceux de l'infec- « tion septique ou putride en particulier, se comportent réelle- « ment à l'instar des *ferments*, etc.

. . . .
. . . . . «Cette opinion (celle qui consiste à rapprocher «les miasmes et les virus des ferments) tend de plus en plus à «s'introduire dans la science.»

Dans les idées de M. le professeur Bouillaud, la fermentation se propagerait dans ces cas d'un corps mort dans un corps vivant. La manière dont j'ai envisagé la fermentation miasmatique dans les épidémies du typhus n'est pas celle-là : l'agent septique importé de Crimée dans nos hôpitaux de Constantinople y a déterminé une fermentation non dans les corps des malades, mais bien dans certaines matières qui se trouvaient dans les salles, et par suite a converti celles-ci en *foyers infectieux;* à ce point de vue je conserve au mot *fermentation* le sens que lui donnent les chimistes.

Le scorbut a été jadis une maladie commune; aussi le ferment typhique se multipliant, comme je l'ai dit, au sein des émanations scorbutiques, a dû trouver partout matière à sa reproduction. Il résulte de là que dans les temps passés une épidémie de typhus a pu éclater autrement qu'à la suite d'un encombrement de scorbutiques. Pour des motifs analogues, la fièvre typhoïde, maladie si fréquente de nos jours, fait quelquefois explosion en dehors de tout encombrement; son miasme, né quelque part par cette cause trouve ensuite dans les produits des sécrétions humaines répandus partout, la matière nécessaire à sa fermentation.

De la non-contagion du typhus.

D'après les faits recueillis dans les établissements civils de Constantinople, j'ai nié la propriété contagieuse du miasme du typhus, c'est-à-dire sa reproduction dans l'intérieur du corps humain à l'instar du principe de la variole; or, un médecin célèbre, Lind a professé en partie la même opinion «puisqu'il a «considéré les vêtements sales comme étant plus capables de «donner la contagion que le malade lui-même dans tout le cours «de la maladie.» (Voir Audouard, Recherches sur la contagion des fièvres intermittentes où j'ai trouvé ce passage d'un des ouvrages de Lind, intitulé : *Dissertations on fevers and infection.*)

Empoisonnement typhique.

J'ai dit que la dépressibilité du pouls et les troubles cérébraux en étaient les symptômes constants et que les autres phénomènes morbides en étaient passagers et changeants; Cullen a déjà défini le typhus :

« Une maladie contagieuse dans laquelle la chaleur du corps « est peu augmentée, le pouls est petit, faible, le plus souvent « fréquent; l'urine éprouve peu de changements, mais les fonc- « tions du cerveau y sont troublées et les forces diminuées. »

De la médication acide.

« Les vrais moyens capables d'anéantir les miasmes contagieux « et de nous préserver de leur pernicieuse influence, sont *les « fumigations faites avec les acides minéraux,* parce qu'elles pos- « sèdent exclusivement la vertu antiseptique, c'est-à-dire la pro- « priété de *détruire la matière contagieuse,* en opérant sur elle « une véritable décomposition chimique, qui, en changeant sa « nature, la rend incapable d'agir sur nos organes et d'altérer la « santé. »

Ces lignes sont extraites d'une remarquable instruction de feu Lezay-Marnesia, préfet du Bas-Rhin, *sur les moyens propres à prévenir la contagion.* (Strasbourg, chez Levrault. 1814.)

Par un arrêté du 22 janvier de cette époque, des fumigations acides furent faites dans tous les établissements publics de la ville alsacienne, églises, hôpitaux, écoles, casernes, prisons, magasins, ateliers, cafés et brasseries. L'emploi de ce moyen fut suivi presque aussitôt d'un brillant succès. (*Loc. cit.* Lettre de M. le Préfet à Son Exc. le comte Rœderer, commissaire extraordinaire de l'Empereur.)

www.ingramcontent.com/pod-product-compliance
Ingram Content Group UK Ltd.
Pitfield, Milton Keynes, MK11 3LW, UK
UKHW051024210726
13857UKWH00007B/1741